AF313231

ORDONNANCE
REVUE
CONCERNANT
LES
PERSONNES NOYÉES,

Qui, paroiſſant mortes, peuvent être rappellées à la vie par des ſecours bien adminiſtrés.

A STRASBOURG,

Chez JEAN-FRANÇOIS LE ROUX,
Imprimeur du Roi, & de la Chancel.

M. DCC. LXXXII.

ORDONNANCE REVUE
CONCERNANT
LES
PERSONNES NOYÉES,

Qui, paroiſſant mortes, peuvent être rap-pellées à la vie par des ſecours bien adminiſtrés.

NOUS LES PRÉTEURS, CONSULS & MAGISTRATS DE LA VILLE de STRAS-BOURG, ſavoir faiſons, que quoique Nous ayons rendu en l'année 1777 un Reglement renouvellé & plus étendu ſur les moyens de rappeller à la vie les Noyés ; Nous ſommes cependant ſurpris de voir qu'il n'a pas juſqu'à préſent operé les effets que Nous avions lieu d'en attendre. C'eſt ce qui Nous a en-

A 2

gagés d'en faire part à Notre Collége de Santé , lequel après avoir
fur ce pris l'avis du Collége des Médecins , a déclaré, que la caufe du
peu de fuccès provenoit partie du
ralentiffement du zéle de porter du
fecours aux Noyés, dans l'idée er-
ronnée qu'il étoit impoffible de les
rappeller à la vie , partie auffi des
différens manquemens qui ont lieu
dans le traitement curatif, lefquels
le mal entendu de l'inftruction, que
Nous avons cy-devant fait fur ce
dreffer , peut avoir occafionnés.
A ces Causes, Nous avons réfolu
de faire publier & imprimer en forme
d'Ordonnance l'inftruction dreffée
de rechef par le Collége des Médecins, & par lui préfenté à celui de
fanté , afin que chacun aye à s'y
conformer.

ARTICLE I.

Auffitôt qu'un Noyé aura été retiré de l'eau, (auquel cas Nous recommandons aux Bateliers que l'un

d'eux fe faififfe de lui par la tête, pendant qu'il fera encore fous l'eau, pour le tenir ferme, tandis que deux autres le prendront fous les bras & le retireront de là, pour le mettre fur fon féant & le foutenir dans le ba-teau, fans le coucher, jufqu'à ce qu'il ait touché au rivage) il fau-dra le tranfporter avec le plus de celérité que poffible dans le lieu le plus à la proximité, que chaque citoyen animé du fentiment de l'hu-manité s'empreffera certainement d'offrir. Ordonnons en outre, que les cabaretiers, principalement ceux qui font le plus près des rivieres, feront obligés de recevoir les No-yés chez eux, d'avoir prête au rez de chauffée une petite place avec un matelat pour les y coucher. Nous avons également deftiné à cet ufage les Corps-de-garde fitués près de la riviere. Et fi l'on y porte le Noyé, ainfi qu'aux endroits fufdits, il faudra faire attention de le tenir fur fon féant & fa tête levée.

ART. II.

Le Noyé porté de la façon qu'il vient d'être dit, dans l'endroit où il pourra être secouru, sera deshabillé promptement, son corps essuyé avec des linges, & couvert aussitôt que possible avec des couvertures de laine & un bonnet, (conformément à l'Art. 14. N° 9.) qui seront pendant qu'on le sèche, chauffés modérément. Il sera posé de façon qu'en le couchant la tête soit élevée & le corps incliné, & on aura soin de n'entretenir qu'une chaleur très supportable dans l'appartement.

ART. III.

Le corps du Noyé ainsi déposé, on lui soufflera (en conformité de l'Art. 14. N° 8.) par le moyen de la canule, de l'air dans les poumons, en prenant la précaution de ne pas faire entrer l'air dans l'estomac, au lieu de l'introduire dans les poumons. A cet effet il faudra diriger la canule en droiture dans la bouche vers la trachée-artére, & lui ferrer pendant qu'on fouffle, la bouche & les narines; fi la bouche eft remplie d'écume, il faudra la nettoyer préalablement. Et comme cette pratique doit imiter & remplacer la refpiration ordinaire, il faut immédiatement aprés qu'il aura humé ce fouffle, ôter les doigts de deffus fa bouche & fon nez, & chercher à lui procurer fa propre refpiration, ēn le preffant legérement depuis le diaphragme jufqu'au deffus la poitrine. Au cas qu'il ne fut pas poffible de faire entrer l'air par la bouche dans les poumons, il faut introduire la canule dans l'une des narines, & fermer l'autre de même que la bouche; Si au lieu de canule on veut fe fervir d'un foufflet, il faut en ufer modéremént, au lieu qu'en fe fervant de la canule on peut ufer de toutes fes forces.

ART. IV.

Pendant cette occupation on préparera un lavement de feuilles de tabac ou de favon, ou bien de fel ordinaire, pour évacuer l'inteftin rectum ; afin que les matieres y contenues ne nuifent pas aux fecours préfcrits par l'Article fuivant.

ART. V.

On cherchera enfuite à introduire de la fumée de tabac dans le fondement par le moyen du foufflet fumigateur, fans trop précipiter le mouvement du foufflet, & de maniere qu'en trois quarts d'heure on ne confomme qu'environ une demie onze de tabac. Pendant ces opérations on aura foin d'agiter doucement le ventre du Noyé du bas en haut.

ART. VI.

Du moment que le Noyé eft tiré de l'eau, il ne faudra jamais le laiffer

entiérement en repos , mais au contraire remuer perpétuellement son
corps, autant que les autres occu-
pations le permettront, en le tour-
mentant, pour ainsi dire, sans cesse,
sans néanmoins lui faire aucune vio-
lence. Comme par ce mouvement,
ainsi que par les autres secours on
tache de rendre au Noyé sa sensi-
bilité perdue , on peut juger delà
de leur utilité.

ART. VII.

Dans la même vue on imbibera
de l'esprit volatil de sel ammoniac
une mêche de papier ou la barbe
d'une petite plume , & l'introduira
dans le nez du Noyé ; Sous lequel
on tiendra également le flacon rempli de l'esprit volatil dudit sel. On
peut encore souffler dans le nez du
Noyé du tabac rapé. Il faut aussi
verser de tems en tems de l'eau
chaude dans la bouche, pour recon-
noître si le Noyé recouvre la faculté
d'avaler. Mais comme ces goutes

pourroient tomber aifément dans les poumons au lieu d'entrer dans l'eftomac, ce qui étoufferoit néceffairement le Noyé, il faudra ufer de la plus grande précaution, & lui mettre le doigt fous le menton fur l'os de la langue (Hyoide,) lequel lorfque le Noyé aura recouvré la faculté d'avaler , fe relevera pour laiffer paffer ces goûtes , & fi cela n'arrive point, il faut fur le champ ceffer d'en faire l'effai ; fi au contraire elles paffent, on tachera alors de lui faire avaler peu à peu quelques cuillerées d'eau de vie camphrée.   Et s'il fe préfentoit quelque indication de vomiffement , on lui fera avaler fucceffivement quelques grains d'émétique diffouts dans de l'eau ; & afin de faciliter le vomiffement, ou aura foin de preffer avec la main doucement le ventre du Noyé & de l'incliner fur le dévant.

*A*RT. *VIII.*

Les frictions font également d'un

grand fecours aux Noyés. Mais il
faut porter principalement fon attention à ce que le corps ne foit pas
refroidi en le mettant à nud. On
peut le frotter à la verité fur tout
le corps, mais cette opération doit
fe faire principalement fur l'épine
du dos, le bas ventre & la poitrine. On obfervera de diriger ces
frictions par intervalles & diftances
de bas en haut, un peu rudement
fans offenfer cependant ni écorcher
la peau. Les frictions avec des
linges fecs femblent nous fuffire,
on peut cependant auffi, fi l'on
veut, les tremper dans de l'eau de
vie camphrée, animée avec de
l'efprit de fel ammoniac. Le frottement de la plante des pieds avec
la broffe eft également utile.

A*RT*. *IX.*

A l'égard de la faignée en général
& de celle qui fe fait à la jugulaire
en particulier, Nous ordonnons, que
comme fuivant l'avis des Médecins,

une faignée faite mal-à-propos peut
beaucoup nuire , elle ne doit point
être faite , à moins d'avoir été or-
donnée par un Médecin intelligent ;
après mure déliberation. Et lorfqu'il
jugera à propos de l'ordonner , il
faut prendre garde de ne pas laiffer
fubfifter le fuintement du fang , lequel il faut arrêter par trois piéces
de taffetas d'Angleterre pofées l'une
fur l'autre.

ART. X.

Attendu que ce n'eft fouvent ,
qu'après avoir employé ces fecours
longtems & avec perféverance qu'on
en obtient d'heureux effets ; Nous
ordonnons qu'ils foient adminiftrés
fans interruption jufqu'à ce que par
les fignes évidens de la mort , on
foit convaincu de fa certitude. Or
comme ces fignes confiftent généra-
lement dans les deux fuivans , favoir. 1° Que leurs yeux font ternis,
& 2° les membres roidis (dont le
dernier n'eft cependant à l'égard des

Noyés fi affuré que le premier) on pourra hardiment abandonner ceux d'entr'eux , auxquels on reconnoitra les deux fignes fufdits. Il feroit d'un autre côté impardonnable d'abandonner un homme , que l'on pourroit rappeller à la vie en continuant le travail plus longtems, par la feule préfomption, qu'il eft mort , laquelle ne fauroit être fortifiée par le laps du tems qu'aura duré la fubmerfion.

ART. XI.

A l'égard de l'adminiftration des fecours ci-deffus mentionnés , il eft abfolument néceffaire d'y obferver l'ordre convenable & tel qu'il eft prefcrit par les Articles 3 , 5 , 7 , & 8 , afin que par le trop grand empreffement & concours de monde, le travail ne foit pas troublé. Nous croyons donc néceffaire de remarquer , que pour bien faire cette opération il ne faut que quatre perfonnes, dont la premiere fouffle dans la bouche ou le nez du Noyé , la feconde, lui applique le lavement, la troifiéme, lui met le flacon rempli d'efprit de fel ammoniac fous le nez, y introduit la barbe d'une petite plume & effaye fi le Noyé ne peut avaler, & dont la quatriéme enfin s'occupe des frictions & du frottement. Mais pour éviter que ces quatre perfonnes ne foient pas trop fatiguées, il doit y en avoir encore deux autres, qui les relevent. Et attendu qu'il a été dit à l'Art. X, que l'on doit faire ufage fans interruption de ces moyens curatifs, cela s'entend que le Noyé ne doit jamais être laiffé entièrement en repos, fans que l'un ou l'autre de ces moyens ne foit continuellement mis en activité.

Art. XII.

Pour remplir d'autant plus furement le but, que Nous nous fommes propofé par la préfente Ordonnance, Nous avons ordonné, qu'il fera mis dans chacun des Corps-de-garde ci-après, favoir : des Ponts couverts, de la Place de St. Thomas, de la Place de St. Etienne, de la Porte des Juifs, de celle des Pêcheurs, de l'Hôpital François & du Pont du Rhin, ainfi que dans les Cabarets du Corbeau, de la Vignette, de la Montagne verte, de la Wafferzoll & de l'Arbre vert, deux Boëtes fermées, dont la clef fera toujours entre les mains du Sergent de Garde, ou du Cabaretier, qui devront répondre de leur contenu. Il y aura auffi à chaque Corps-de-garde & Cabaret ci-deffus, ainfi que là où les circonftances exigeront que l'on faffe changer de place à ces fortes de Boëtes, dans un lieu vifible, un écriteau en gros caractères : *Boëtes pour les Noyés.*

A r t. XIII.

Nous invitons les Députés du Collége de Santé à ordonner que tous les trois mois il foit fait par le Senateur, qui y fiége & le Se-

cretaire , affiſtés d'un Médecin &
Chirurgien la viſite de toutes leſdites
Boëtes , dont ils auront une clef,
pour conſtater en préſence de celui
à qui la garde en eſt confiée, ſi tout
ce dont elles doivent être compo-
ſées , s'y trouve, afin de pourvoir
au remplacement de ce qui y manque.

Art. XIV.

Les deux Boëtes dans chaque
dépôt contiendront :

1. Quatre rouleaux, chacun d'une
demi-once de tabac à fumer.

2. Une petite Boëte renfermant
ſix paquets d'émetique , de 3 grains
chacun.

3. Une Bouteille de pinte , remplie d'eau-de-vie camphrée , animée
avec l'eſprit volatil de ſel ammoniac.

4. Un Flacon de cryſtal , conte-
nant de l'eſprit volatil de ſel ammoniac.

5. La Machine fumigatoire.

6. Deux Tiges de tuyau fumigatoire.

7. Une Cuillere de fer étamé.

8. La Canule à bouche.

9. Couverture, Bonnet & Frottoirs de laine.

10. Des Plumes pour chatouiller le nez & la gorge.

11. Du Linge pour fécher.

12. Du Savon pour le lavement.

13. De la Poudre fternutatoire.

14. Une Broffe.

ART. XV.

Nous prions tout le monde de prêter fecours & affiftance en tous genres aux Noyés, ainfi qu'à ceux & celles qui feroient en danger de fe noyer. Nous les invitons & exhortons, lorfqu'ils auront connoiffance de quelque accident en ce genre, d'en avertir des pêcheurs &

des bateliers, pour qu'ils faſſent les recherches néceſſaires dans l'eau, afin d'en retirer les Noyés le plus promptement que faire ſe pourra.

Art. XVI.

Pendant que l'on fera la recherche du Noyé, il ſera néceſſaire qu'une des perſonnes préſentes ſe rende à celui des dépôts des Boëtes le plus voiſin, pour requérir le Sergent, ou le Cabaretier à qui elles ſont confiées, de les faire tranſporter avec la clef dans le lieu qui ſera indiqué, (à moins que ledit Corps-de-garde ou Cabaret ne ſoit lui même le lieu où le Noyé ſe trouve,) un autre en avertira M. l'Ammeiſtre Régent, lequel donnera les ordres en ce cas néceſſaires, & un troiſiéme en fera part au Chirurgien le plus proche, pour que celui-ci s'y rende ſur le champ avec ſes Garçons & Aides.

Art. *XVII.*

Nous faisons defenses à qui que
ce soit de traiter les Noyés, d'une
façon différente de celle qui vient
d'être prescrite, attendu que cette
méthode mérite la préférence sur
toutes les autres, tant parce qu'elle
a été adoptée dans la Capitale du
Royaume & dans plusieurs autres
grandes Villes, que puisqu'elle a
été constamment trouvée bonne par
l'expérience. Nous rejettons par
conséquent l'usage de placer les Noyés dans un lit de cendre ou dans un
bain tiede, & toutes autres méthodes,
comme moins bonnes & surtout celle
de les renverser & poser sur la tête,
comme la plus dangereuse.

Art. *XVIII.*

Nous recommandons en consé-
quence expressément aux Médecins
& Chirurgiens de se familiariser avec
cet art de rappeller les Noyés à la
vie, & de conférer assidument là

deſſus dans leurs aſſemblées. Nous prions principalement ceux des Médecins, qui ſe ſont voués juſqu'à préſent à cette pratique, de communiquer à leurs Confreres les connoiſſances pour ce néceſſaires, tant dans leurs Inſtructions publiques que privées ; eſtimant que par ce moyen un établiſſement auſſi important ſera porté à ſa perfection & le but deſiré obtenu. Un ſeul exemple du retabliſſement d'un Noyé prouvera ſuffiſamment la verité de l'Axiome : que tous ceux qui tombent dans l'eau n'y meurent pas ſubitement, mais que pluſieurs d'entr'eux ne ſont ſouvent qu'atteints d'une défaillance (Aphyxie) de laquelle ils peuvent revenir par le moyen du traitement curatif préſcrit, ce qui ne peut que ranimer le zéle de Nôs Concitoyens de ſecourir de leur mieux ces ſortes de malheureux.

ART. XIX.

Auſſi-tôt que la mort certaine des Noyés

Noyés aura été conftatée par les
Médecins & Chirurgiens, qui auront
pris l'infpection du corps ; Nous
voulons qu'il en foit fait part à M.
l'Ammeiftre Régent, lequel, lorfqu'il le jugera à propos, donnera fes
ordres au Phyficien de la Ville, &
aux Chirurgiens Jurés de procéder
à l'ouverture du Cadavre.

ART. XX.

Pour recompenfer bien plutôt que
pour exciter le zéle de Nos cito-
yens, dont l'humanité Nous eft
connue. Nous ordonnons qu'il fera
payé. 1° A celui qui aura donné
la premiere indication à l'effet de
faire apporter les Boëtes, *trois Liv.*
fur le témoignage que le Sergent ou
le Cabaretier rendra de celui qui
l'aura averti. 2° A celui qui les aura
apportées au lieu où l'opération de-
vra fe faire fur le Noyé, *trois Liv.*
3° A celui qui en aura fait part à
M. l'Ammeiftre Régent, *trois Liv.*
4° A celui qui en aura averti le

Chirurgien, *trois Liv.* 5° Aux trois personnes qui conformément à l'Article I. auront retiré de l'eau le Noyé, *dix-huit Liv.* Et 6° A chacun des six Aides du Chirurgien qui en conformité de l'Art. XI. s'employeront pour adminiſtrer les ſecours aux Noyés, *trois Liv.*, ſur le Certificat du Médecin ou du Chirurgien qui y aura aſſiſté.

ART. XXI.

Finalement Nous pourvoirons à ce que tous les frais extraordinaires, que l'on aura été obligé de faire, ſoient rembourſés par la Ville, lorſqu'on aura juſtifié de leur néceſſité.

DECRÉTÉ en la Chambre de MM. les XXI de la Ville de Strasbourg, cejourd'hui ſix Juillet Mil ſept cent quatre-vingt-deux.

PAR ORDONNANCE,

MATTHIEU, Secret